# BEI GRIN MACHT SICH IHR WISSEN BEZAHLT

AF145427

- Wir veröffentlichen Ihre Hausarbeit,
  Bachelor- und Masterarbeit

- Ihr eigenes eBook und Buch -
  weltweit in allen wichtigen Shops

- Verdienen Sie an jedem Verkauf

## Jetzt bei www.GRIN.com hochladen
## und kostenlos publizieren

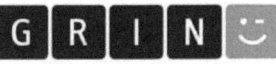

**Bibliografische Information der Deutschen Nationalbibliothek:**

Die Deutsche Bibliothek verzeichnet diese Publikation in der Deutschen National-bibliografie; detaillierte bibliografische Daten sind im Internet über http://dnb.d-nb.de/ abrufbar.

**Impressum:**

Copyright © 2019 GRIN Verlag
Druck und Bindung: Books on Demand GmbH, Norderstedt Germany
ISBN: 9783668976795

**Dieses Buch bei GRIN:**

https://www.grin.com/document/489755

**Sophie Schumann**

# Die Thrombolysetherapie in der Schlaganfallbehand-
# lung. Wie erleben Patienten diese Methode?

GRIN Verlag

**GRIN - Your knowledge has value**

Der GRIN Verlag publiziert seit 1998 wissenschaftliche Arbeiten von Studenten, Hochschullehrern und anderen Akademikern als eBook und gedrucktes Buch. Die Verlagswebsite www.grin.com ist die ideale Plattform zur Veröffentlichung von Hausarbeiten, Abschlussarbeiten, wissenschaftlichen Aufsätzen, Dissertationen und Fachbüchern.

**Besuchen Sie uns im Internet:**

http://www.grin.com/

http://www.facebook.com/grincom

http://www.twitter.com/grin_com

Qualifikationskurs Stroke-Unit

an der Universitätsklinik Freiburg

2018/2019

# Die Thrombolysetherapie in der Schlaganfallbehandlung

# und das Erleben von Patienten auf der Schlaganfalleinheit

# im Kreiskrankenhaus Emmendingen

Sophie Schumann

Kreiskrankenhaus Emmendingen

Datum der Abgabe: 17.02.2019

# Inhaltsverzeichnis

**Beispiel: Wie Erleben Schlaganfallpatienten eine Thrombolysetherapie?**

*Als Frau D mit Verdacht auf eine akute Ischämie auf Station kommt, muss sie nochmals dieselben Fragen beantworten und verschiedene Übungen mitmachen, wie schon im Notarztwagen. Dann sagt ihr ein junger Mann im weißen Kittel, dass sie wahrscheinlich einen Schlaganfall habe und sie ihr jetzt ein starkes Medikament verabreichen werden, wenn sie einverstanden sei.*

*Schlaganfall? – Eine Bekannte hatte schon mal so etwas. Das ist gefährlich! Und ein Medikament? Natürlich. Der Arzt würde schon wissen was er da tut. Plötzlich kommt es ihr um sie herum unruhiger vor. Die Pflegekraft huscht schnell aus dem Zimmer und der Arzt steht ungeduldig neben ihr und erklärt ihr noch, dass es ganz wichtig wäre, wenn sie das Medikament bekomme, das sie sich sofort melde, wenn etwas komisch wäre oder sie schlecht Luft bekomme. Was ist das den für ein Medikament? Sie dachte das würde ihr helfen? Frau D. ist zwar froh, dass sich um sie gekümmert wird, aber irgendwie klingt dieses Medikament ganz schön giftig.*

*Als der Arzt anfängt, spürt sie wie das Medikament in ihre Vene läuft. Dann kommt ein Schlauch an die Nadel in ihrem Arm, die sie irgendwann zwischendrin bekommen haben muss. Die Pflege sagt, dass das Medikament jetzt 1 Stunde laufe und sie immer wieder nach ihr sehen werde. Dabei berührt sie kurz ihre Schulter und streichelt diese sanft. Das beruhigt Frau D etwas. Die Pflege schaut wie versprochen ca. alle 10 Min nach ihr. Als sie nochmals diese Tests machen muss, bemerkt Frau D plötzlich, das sie ihre Finger wieder bewegen kann. Und die Pflegekraft meint, dass auch ihr Bein besser sei. Frau D. empfindet das Bein immer noch als sehr schwer, aber ist erleichtert. Die Pflegekraft scheint sehr optimistisch.*

*Als das Medikament fertig verabreicht ist, kann sie ihren Arm noch ein bisschen besser bewegen und als sie sich mit der Pflege unterhält, sagt diese, dass ihre Sprache auch besser sei. Ja stimmt, erst jetzt bemerkt dies auch Frau D.*

*Aber so wie davor war es immer noch nicht. „Bleibt das bei mir jetzt so?"*

*Die Pflegekraft erklärt ihr darauf, dass sie dem ganzen jetzt Zeit geben müsse und es oft auch im weiteren Verlauf nach dem Medikament noch besser werde. Sie werde nachher nochmal zu ihr kommen und sie würden in Ruhe darüber sprechen, was passiert ist und wie es jetzt weitergehe.*

*Damit gibt sich Frau D. zufrieden. Es wird sich um sie gekümmert und ihr zugehört. Sie kann Hoffnung schöpfen. (Prolog, S. Schumann,2018)*

# 1. Einführung

Einen Schlaganfall erleben 270.000 Menschen allein in Deutschland jährlich. (vgl. Schlaganfall Hilfe, 2018)

Thrombolysetherapien finden dabei noch wenig statt. Werden die Patienten dabei auf einer Stroke Unit Station behandelt, ist es häufiger. Das Endergebnis der Patienten ist mit der Lysetherapie deutlich besser. Pro Jahr profitieren mehrere hundert Patienten davon und körperliche Einschränkungen, bis hin zur Pflegebedürftigkeit können verhindert werden. (vgl. Röther Prof. Dr, at all, 2016)

Aus pflegewissenschaftlicher Sicht interessiert mich, wie es für die Betroffenen eines Schlaganfallgeschehen ist, wenn sie eine Thrombolysetherapie erhalten. Um dies zu ermitteln, suchte ich mir dieses Thema für die Facharbeit aus.

Ich werde auf die Thrombolysetherapie und ihre Wirkweise mit dem Medikament rtPA von dem Pharmaunternehmen Böhringer und Ingelheim eingehen, sowie erläutern, warum das Zeitfenster bei einem Schlaganfall und der Therapie mit rtPA so wichtig ist.

Trotzdem ist eine Thrombolysetherapie mit dem Medikament rtPA nicht ungefährlich und es kann zu vielen Komplikationen kommen. (vgl. Röther Prof. Dr, et al., 2016)

Deshalb werde ich die Nutzen-Risiko-Abwägung und Nebenwirkungen in meiner Facharbeit bedenken und erläutern.

Um das Zeitfenster so klein wie möglich zu halten ist es wichtig, dass in Krankenhäusern die Abläufe mit Schlaganfallpatienten klar geregelt sind. Hier nehme ich das Kreiskrankenhaus Emmendingen als meinen Arbeitgeber mit auf und gehe auf die Struktur der Schlaganfallstation mit 4 Betten ein.

Ich wollte das Erleben der Patienten erfragen und zusammenfassen, um eine Vorstellung davon zu erhalten, welche Gefühle und Erfahrungen die Patientengruppe macht. Somit hat die Pflege die Möglichkeit bedürfnisorientiert an den Patienten heranzugehen und somit Ängste und Sorgen zu minimieren. Um dies zu gewährleisten nutzte ich das problembasierte Interview nach Witzel und interviewte die Patienten zu dem Thema Thrombolysetherapie um eine Erkenntnis zu erlangen. Die vier Interviews gebe ich in Form der Antworten auf gestellte Fragen schriftlich wieder. Meine Arbeit schließt mit einem Fazit ab, in welchem ich meine Arbeit reflektiere und kritisch beurteile. Für meine Arbeit habe ich sowohl literarische als auch Internetquellen genutzt und Patientendaten vom Kreiskrankenhaus Emmendingen zu Verfügung gestellt bekommen. Dies wurde mit den entsprechenden verantwortlichen Personen zuvor besprochen und bewilligt. Zudem konnte ich Hausinterne Standards nutzen.

## 2. Hintergrund und Methodenauswahl der Facharbeit

Auf der Schlaganfalleinheit im Kreiskrankenhaus Emmendingen erlebe ich aus der Sicht des Pflegepersonals immer wieder betroffene Patienten die mit einer Lysetherapie behandelt werden können. Dabei ist die Aufregung auf der Seite des Personals zu spüren. Ich wollte wissen, ob die Patienten dies genauso wahrnehmen, ob sie Ängste in Bezug auf die Thrombolysetherapie haben oder ob sie die Therapieform als Hoffnung auf Heilung und als normalen Ablauf betrachten.

Um das Erleben der Patienten zu ermitteln, musste ich mir eine Herangehensweise überlegen. Ich begann damit, zu recherchieren ob ähnliche Studien oder Artikel vorhanden sind. Dabei begrenzte ich mich auf den deutschsprachigen Raum. Ich war erstaunt, dass ich zu dem Thema des Erlebens bezüglich der Thrombolysetherapie nichts finden konnte.

Jedoch fand ich eine qualitative Studie zum Erleben von Patienten mit akuten Herzinfarkt während der Notfallbehandlung von Mentrup, S et al. (2010). Da ich nach einer Orientierung suchte, schaute ich mir die Herangehensweise des Ermittelns zum Erleben an und konnte für mich einige nützliche Parallelen zu Schlaganfallpatienten finden.

Mein erster Gedanke war, betroffenen Patienten anhand eines Interviews Fragen zur Situation zu stellen. Hierzu kam die Methodik des problembasierten Interviews nach Witzel in Frage. (vgl. Prof. Dr. Mey et al., 2000)

Dabei wollte ich geschlossene Fragen vermeiden. Offene Fragen lassen dem Patienten einen Spielraum zur Beantwortung. Sie fordern den Patienten dazu auf, mehr zu einem Thema beizutragen und verschiedene Facetten zu beachten. So erhält man ein breites Spektrum an Antworten und drängt den Patient nicht in eine Richtung. Der Patient fühlt sich eher auf einer Ebene mit dem Interviewer. (vgl. Hesse/Schrader, 2018)

Es kam die Idee auf, die Patienten während des Interviews zu Filmen um nicht nur das gesagte, sondern auch das Verhalten festzuhalten und auszuwerten. Jedoch gibt es hier auch negative Aspekte und die Kamera könnte die Patienten ablenken oder gar einschüchtern, da man sich auf einem Videoband nicht so anonym fühlt. Da ich mich jedoch auf das Gespräch konzentrieren wollte und nicht gar mit Mitschreiben oder mit anderem beschäftigt sein wollte, entschied ich mich für die Möglichkeit der Tonaufnahme, so dass der Patient im Gespräch möglichst unbeeinflusst ist und das Gespräch durch andere Interaktionen ungestört ist.

## 3. Die Thrombolysetherapie

Laut Prof Dr. Veltkamp der Deutschen Schlaganfallgesellschaft ist die Intravenöse Therapie mit dem Medikament rtPA gemeinsam mit der Thrombektomie die empfohlene Vorgehensweiße bei einem Schlaganfall. Ein Schlaganfall ist ein akutes fokales neurologisches Defizit aufgrund einer Ischämie = Durchblutungsstörung. (vgl. Veltkamp,R Prof Dr. et al., 2012)

Ein Schlaganfall kann auch durch eine Blutung in das Gehirn entstehen (15 – 20 Prozent), jedoch erfordert dies eine andere Therapieform und muss vor Beginn der therapeutischen Maßnahmen mit Bildgebenden Verfahren ausgeschlossen werden. Die häufigere Ursache ist jedoch der hier genannte Ischämische Schlaganfall (70 – 80 Prozent) (vgl. Isermann und Bonse, 2001)

Durch die Ischämie entsteht eine Sauerstoffuntervesorgung des Gehirns, da der Sauerstoff durch die roten Blutkörperchen transportiert wird. Erhält das Hirngewebe nicht ausreichend Sauerstoff, führt dies zu einem Funktionsverlust und schließlich zum Absterben des Hirngewebes. (vgl. Veltkamp,R Prof Dr. et al., 2012)

Die mechanische Thrombektomie ist ein Verfahren bei dem operativ mit einem Katheter ein Blutgerinnsel aus einem Blutgefäß entfernt wird. Dies ist bei proximalen intrakraniellen Arterienverschlüssen effektiver als eine Thrombolysetherapie. Die Thrombolysetherapie ist ein Medikament (rtPA) das intravenös injiziert wird und durch das Prinzip der Blutverdünnung ein Blutgerinnsel auflösen kann. (vgl. Veltkamp,R Prof Dr. et al., 2012)

## 3.1 rtPA / Actilyse®

Das Deutsche Pharmaunternehmen Böhringer Ingelheim entwickelte gemeinsam mit einer Startup Firma aus San Francisco das Medikament gegen akuten Herzinfarkt und erhielt 1987 für Deutschland die Zulassung für dessen Behandlung. (vgl. Museum Biberach, 2011)

Seit dem Oktober 2011 ist das Medikament für Schlaganfälle in Europa einschließlich Deutschland zugelassen, unter der Bedingung das es bei ischämischen Schlaganfällen innerhalb eines 4,5-Stunden Fensters seit Symptombeginn abgewendet wird. In einem späteren Zeitfenster bis 6 Stunden nach Symptombeginn kann sie nur als individueller Heilversuch durchgeführt werden. (vgl. Veltkamp,R Prof Dr. et al., 2012)

Das Medikament rtPA = recombinant tissue Plasminogen Activator, unter dem Handelsnamen Actilyse® bekannt, aktiviert medikamentös die Fibrinolyse, das heißt den Abbau von Fibrin. (vgl. Isermann und Bonse, 2001)

Fibrin ist ein Eiweiß und ein wichtiger Körpereigener Stoff für die Blutgerinnung. Es bildet ein Gitter an Wunden, das als Klebstoff für die Thrombozyten dient. Dadurch ist eine Blutstillung gewährleistet. Jedoch kann sich zum Beispiel durch Veränderung der Gefäßwand wie Verkalkungen fehlerhaft Fibrin ansetzen und das Gefäß wird somit enger, da sich das Fibrin von innen an die Gefäßwand ansetzt. Es entsteht ein Thrombus, der sich vergrößert und zur Thrombose wird, die mit der Zeit eine Stenose bis hin zum Verschluss entstehen lässt. Es kann auch aus verschiedenen Gründen zur übermäßigen Blutverdickung kommen und es bilden sich schneller Blutklümpchen, ein sogenanntes Blutgerinnsel. Auch Herzrhythmusstörungen können durch einen ungleichmäßigen Blutfluss begünstigen, das Blutgerinnsel entstehen. Bewegt sich das Blutgerinnsel frei im Gefäßsystem, spricht man von einem Embolus. Erst wenn es sich an einer Gefäßwand festsetzt spricht man von einem Thrombus. (vgl. Nonnenmacher, Dr. med. 2018)

Die Thrombolysetherapie stellt also durch die Fibrinolyse den gehinderten Blutfluss wieder her. Wichtig ist dabei, dass dies zeitnah geschieht, da ansonsten das Endergebnis des Patienten kaum nutzen davonträgt und die Nutzen-Risiko Abwägung zu riskant wäre. Das Medikament wird nach dem Körpergewicht des Patienten berechnet (0,9 mg/kg), wobei es 90 mg nicht überschreiten darf. Von der errechneten Menge werden 10 Prozent der Gesamtdosis vom Arzt als Bolus intravenös injiziert, danach werden die restlichen 90 Prozent über 60 Minuten als Infusion verabreicht. (vgl. Veltkamp,R Prof Dr. et al., 2012)

# 4. Das Zeitfenster „Time is brain"

Extrem wichtig bei der Thrombolysetherapie ist das durch die Deutsche Schlaganfall Gesellschaft vorgegebene 4,5 Stunden Fenster. Die Behandlung mit rtPA muss schnellst möglichst beginnen um bleibende neurologische Ausfälle bis hin zum Tod zu verhindern. Die Stroke Thrombolysis Trialists' Collaborative Group ist ein Forscherteam der Uniklinik in Heidelberg und hat in einer Meta-Analyse 9 große Therapiestudien zusammengefasst. Die Meta-Analysen beweisen, je früher die Thrombolysetherapie beginnt, desto besser sind die Behandlungsergebnisse und somit das Endergebnis für den Patienten. (vgl. DGN, 2015)

Die Chance eines Patienten, den Schlaganfall ohne Behinderung zu überleben, waren in den ersten drei Stunden um 75 Prozent höher, als in der Vergleichsgruppe, die keine Thrombolysetherapie erhielt. Wurde die Lyse drei bis 4,5 Stunden nach dem Ereignis begonnen, betrug der Vorteil noch 26 Prozent. Bei 4 von 5 Patienten ist der Auslöser des Schlaganfalls ein Blutgerinnsel in einer Hirnarterie, dass durch die Fibrinolyse beseitigt werden kann. Nicht nur junge Patienten profitieren von dem Ergebnis, auch ältere Patienten über 80 Jahre haben die gleiche Chance auf ein besseres Endergebnis. (vgl. DGN, 2015)

Vollständig ischämisches Hirngewebe kann auch unter der Lysetherapie nicht mehr gerettet werden. Bereits nach wenigen Minuten besteht ein nicht reversibler Schaden. Die Therapie richtet sich jedoch an das mangeldurchblutete Gewebe, dass um das Infarktgebiet herumliegt, bei dem die Gefahr besteht, dass dieses einen endgültigen Infarkt erleidet. Dieses Gebiet wird Penumbra genannt. Mit der Thrombolysetherapie besteht die Hoffnung, dass der Verschluss schnellst möglichst Aufgelöst wird, und eine Durchblutung der Penumbra wieder gewährleistet werden kann. (vgl. Isermann, H. et al., 2001)

In Deutschland gibt es im Vergleich zu anderen Ländern keine Altersobergrenze für die Therapie mit rtPA. (vgl. Veltkamp,R Prof Dr. et al., 2016)

Durchgeführt wird die Thrombolysetherapie jedoch nur bei 10 Prozent der Schlaganfallpatienten in Deutschland. Der Pressesprecher der DGN sagte 2015, dies liege vor allem daran, dass nur etwa 30 bis 40 Prozent der Schlaganfallpatienten rechtzeitig die Klinik erreichen.

*„Da ein Schlaganfall Ereignis für den betroffenen in der Regel schmerzlos ist, kommen immer noch viele Patienten erst nach mehreren Stunden oder sogar Tagen."*
*(Pressesprecher DGN, Metaanalyse zur Schlaganfallbehandlung, 2015)*

Wichtig sei die Aufklärung der Bevölkerung zum engen Zeitfenster des Schlaganfalls, damit in der Zukunft mehr Patienten die Therapiemöglichkeit der Thrombolyse geboten werden kann. (DGN, 2015)

## 5. Nutzen-Risiko Abwägung

Da das Medikament rtPA in das ganze Körpersystem eingreift stellen die Nebenwirkungen eine Gefahr dar, die berücksichtigt werden muss. Es sollte bei der Aufnahme abgewogen werden, welcher Patient geeignet ist für die Therapieform der Thrombolyse und bei wem es zu große Gefahren mit sich bringen kann, so dass der Nutzen nicht mehr im Vordergrund stehen würde. Bei Patienten mit vorangegangenen Operationen muss zwecks Nachblutungsrisiko abgewogen werden. Hierzu gibt es allerding wenig existierende Fallberichte. Hatte der Patient in den letzten drei Monaten einen Schlaganfall erlitten, darf ebenfalls keine Thrombolysetherapie angewendet werden. (vgl. Ingelheim, 2018)

Allgemein sollten die Laborwerte vor Lysebeginn beurteilt werden, um vor allem aus der Norm entgleiste Werte der Gerinnung und der Niere sehen zu können. Bei einer eingeschränkten Nierenfunktion nimmt durch die Behandlung mit rtPA die Gefahr einer weiteren Schädigung bis zur Niereninsuffizienz zu, da das Medikament durch die Niere ausgeschieden wird. Bei Patienten die mit Diabetes, erhöhten Blutdruck oder blutverdünnenden Medikamenten kommen, ist besondere Vorsicht geboten. (vgl. Isermann, H. et al., 2001)

Befindet sich der Patient im vorgegebenen Zeitfenster und hat keine medizinischen Kontraindikationen muss entschieden werden, ob sich bei diesem Patienten eine Behandlung mit rtPA lohnen kann, oder die Nebenwirkungen des Medikaments eine größere Gefahr darstellen. Der Patient darf kein zu geringes Schädigungsbild zur Indikation aufweisen. Jedoch kann ein stark behinderndes Defizit wie zum Beispiel eine ausgeprägte Aphasie, die mit dem Verlust der Sprache einhergeht, eine Indikation darstellen, auch wenn sie in der Gesamten Neurologischen Beurteilung nur einen kleinen Teil darstellt. Auch eine zu große Ischämie kann eine Kontraindikation sein, da die Einblutungsgefahr mit Infarktgröße zunimmt. (vgl. Isermann, H. et al., 2001)

## 5.1 Erhöhter Blutzucker = Hyperglykämie

Hyperglykämie fördert beim akuten Schlaganfall im betroffenen Hirnareal irreversible Schäden. Hyperglykämie ist in Prognosen ein Risiko für ungünstige Klinische Verläufe. In den deutschen Zulassungskriterien für rtPA darf der Blutzucker nicht unter 50mg/dl oder über 400 mg/dl sein, wenn eine Thrombolysetherapie angestrebt wird. Es kann davor mit Glucose oder Insulin versucht werden entgegen zu wirken. (vgl. Ringleb, P.A et al., 2016)

## 5.2 Erhöhter Blutdruck = Hypertonie

Hypertonie birgt unter einer Thrombolyse die Gefahr, das durch den erhöhten Druck auf die Gefäße kombiniert mit der Blutverdünnung das Gefäß zu Schaden kommt und so eine Blutung entsteht. (vgl. arznei-telegramm, 2001)

Zielwert ist unter 185/110 mmHg. Kann in mehreren Versuchen der Blutdruck nicht gesenkt werden muss von einer Lysetherapie abgesehen werden. (vgl. Ringleb, P.A et al., 2016)

## 5.3 Blutverdünnende Medikamente = Antikoagulanzien

Antikoagulanzien machen genauso wie rtPA, wie der Name schon, sagt eine Blutverdünnung. Wenn es um die Lysetherapie geht, muss hier auf einem Laborwert, der sogenannte INR Wert beachtet werden, der Information über die Blutgerinnung gibt. Wenn der INR bis 1,7 war, war das Blutungsrisiko gegenüber nicht antikoagulierten Patienten in Studien nicht erhöht. Ist der Wert darüber, muss von einer Thrombolysetherapie abgesehen werden. Bei dieser Patientengruppe sollte deswegen frühzeitig an die Möglichkeit der mechanischen Thrombektomie gedacht werden. (vgl. Ringleb, P.A et al., 2016)

## 6. Nebenwirkungen von rtPA

Die häufigsten Nebenwirkungen von rtPA sind im allgemeinen Blutungen. Die größte Gefahr ist darunter die Einblutung ins Gehirn. Aber auch ältere Wunden können wieder zu Bluten beginnen und Hämatome entstehen. Auch Zahnfleisch, Darm oder Harnblase können betroffen sein. Wenn sich der Patient plötzlich neurologisch verschlechtert, muss eine Craniale Computertomographie (=CCT), eine Bildgebung des Kopfes erfolgen und die Therapie gegebenenfalls abgebrochen werden. (vgl. Böhringer Ingelheim, 2018)

Die DSG (2016) empfiehlt nach der Behandlung einer Thrombolysetherapie, dass der Patient in der ersten Phase Bettruhe einhält, sowie nicht Essen und Trinken darf. Dies soll bei Komplikationen ein besseres eingreifen ermöglichen, sowie Folgen durch beispielsweiße einen Sturz nach Lysetherapie minimieren.

Hierbei halten sich Krankenhäuser an verschiedene Zeitangaben. Im Kreiskrankenhaus Emmendingen ist eine Bettruhe von 12 Stunden und eine Nahrungskarenz von 8 Stunden standardisiert. Natürlich muss danach individuell jeder Patient betrachtet werden, was im Bereich des Möglichen liegt. (Standard Lysetherapie, Kreiskrankenhaus Emmendingen, 2018)

Weitere Gefahren bestehen durch Herzversagen bis hin zum Herzinfarkt durch die Therapie. Dadurch kann auch ein zu niedriger Blutdruck (=Hypotonie) entstehen, bis hin zum Schock des Patienten. Ebenfalls kann es zu einer Flüssigkeitsansammlung in der Lunge, dem sogenannten Lungenödem kommen. (vgl. Böhringer Ingelheim, 2018)

Auch anaphylaktische Reaktionen können unter der Lysetherapie auftreten. Es kam bei Patienten zu Ödemen des Gesichts, des Munds und auch am gesamten Körper. Ein Ödem ist eine Schwellung durch Wasseransammlung im Gewebe. Bei einer Frau endete ein Angioödem der Zunge tödlich, als sie dadurch eine Atemwegsblockade erlitt. (vgl. arznei-telegramm, 2000)

## 7. Schlaganfalleinheit Kreiskrankenhaus Emmendingen

Eine Stroke Unit ist eine auf die Behandlung von Patienten mit Schlaganfall spezialisierte Abteilung. Speziell weitergebildete Ärzte und Gesundheits-und Krankenpfleger versorgen die Patienten rund um die Uhr, in Zusammenarbeit mit Therapeuten für Ergotherapie, Logotherapie und Physiotherapie. Seit 2016 führt das Kreiskrankenhaus Emmendingen eine Schlaganfalleinheit mit 4 Monitorbetten mit 4 zu 1 Betreuung. In Verbindung mit der Station sind 6 Kardiologische Monitorbetten und eine Normalstation zur weiterführender Diagnostik und Therapie vorhanden. Diese wurde nach dem Qualitätsstandard der Arbeitsgemeinschaft Schlaganfallstationen Baden-Württemberg e. V zertifiziert. (vgl. Krankenhaus-emmendingen, 2016)

Die Schlaganfalleinheit Station 51 behandelt etwa 450 Schlaganfallpatienten im Jahr, darunter sind viele Transitorische ischämische Attacken = TIA. *1* (vgl. Schillinger, D. 2018)

Eine TIA ist eine kurzzeitige Durchblutungsstörung des Gehirns, bei der die Symptomatik wieder weggeht. Durch die kurze Dauer, bleibt im Gehirn kein Schaden zurück. Sie gilt als Vorbote eines Schlaganfalls, da ungefähr 40 Prozent der Schlaganfallpatienten zuvor eine TIA erlitten haben. (vgl. Melzer, M. 2017)

2017 wurden 19 Patienten mit der Thrombolysetherapie behandelt, 2018 waren es schon 27 Patienten. Die Zeit von der Aufnahme bis zum Lysebeginn, die sogenannte „Door-to-Needle" -Zeit war 2018 bei 52 Minuten. Bei 5 Patienten wurde dabei die vorgegebene Zeit von 60 Minuten überschritten. Gründe sind hierfür die Aufnahme der Patienten ohne Voranmeldung über die Innere Notaufnahme oder eine Zeitverzögerung durch den Beginn des Telekonsil. *Siehe 7.1* (vgl. Schillinger, D. 2018)

Gemäß dem „Time is Brain"-Konzept sollten für die ersten Stunden nach Beginn der Ischämie die Abläufe in der Klinik so effektiv organisiert werden, dass die Zeitvorgaben der DSG als Anhaltspunkt erreichbar sind. Dabei gibt die DSG folgendes vor:

**10 Minuten**    Nach dem Eintreffen in die Klinik sollte der Patient durch einen Arzt gesehen werden.

**25 Minuten**    Die CT Untersuchung sollte beginnen

**60 Minuten**    „Door-to-Needle"-Zeit. Die Behandlung sollte beginnen

**3 Stunden**    Der Patient soll einer Monitorüberwachung zugeführt werden.

(Veltkamp,R Prof Dr. et al.,2012)

## 7.1 Standard zum Behandlungspfad in der Aufnahme

Um die Zeitvorgaben zu gewährleisten, hat das Kreiskrankenhaus Emmendingen 2016 einen Standard zum Behandlungspfad in der Aufnahme für Schlaganfallpatienten entwickelt. Der Standard gibt vor, was in welcher Phase der Aufnahme zu tun ist und wer dafür die Verantwortung trägt. (vgl. Schützhoff, G. Standard zum Behandlungspfad in der Aufnahme, 2016)

In der Prähospitalen Phase beginnt der Schlaganfall. Wenn die Information beim Hausarzt oder Rettungsdienst angekommen ist, muss dieser das Krankenhaus und den zuständigen Internisten informieren. Der zuständige Arzt muss sich die Unterlagen zur Dokumentation frühzeitig zurechtlegen, sowie die Pflege der Station und die Mitarbeiter im CT informieren, damit diese das CT freihalten.

Die Pflege bereitet das tragbare Monitormodul vor und stellt das Telekonsil im Patientenzimmer bereit.

Da das Kreiskrankenhaus nur zwei Neurologische Ärzte beschäftigt, kann nicht gewährleistet werden, dass diese innerhalb der 10 Minuten zu jeder Tageszeit den Patienten sehen können. Aufgrund dessen, wird mit Kooperation der Universitätsklinik Freiburg die Technik des Telekonsils genutzt. Das Telekonsil ist ein Fahrbarer hochauflösender Computer, über den der Neurologe der Universitätsklinik Freiburg sich zum zuständigen Internist und den Patienten hinzuschalten kann und den Patienten untersuchen kann.

Der Rettungsdienst erhält vorab die Information, wenn sie mit dem Patienten im Krankenhaus eintreffen, diesen über die Aufnahme zum Einlesen der Versicherungskarte direkt in das CT zu bringen. Die Mitarbeiter im CT informieren dann den Internisten und die Pflege, die sofort hinzukommen. Im CT findet eine Übergabe vom Rettungsdienst an den Internistischen Arzt und die Pflege statt und die Pflege schließt den Patienten an den Überwachungsmonitor an, den sie mitgebracht hat. Hier wird direkt Blut vom Patienten abgenommen, dass durch die zuständige Pflegekraft ins Labor gebracht wird. Sie stellt auch gleich ein Patientenbett vor dem CT bereit. Anschließend untersucht der Internistische Arzt den Patienten und hält die erste telefonische Rücksprache mit der Uniklinik in Freiburg um eventuell andere Bildgebende Verfahren anzuschießen.

In dieser Zeit wird das CT gefahren um eine Blutung auszuschließen oder gegebenenfalls schon eine Ischämie zu erkennen. Die Mitarbeiter im CT schicken die Bilder an den Radiologen, sowie bei Wunsch an die Uniklinik. Sind die Bildgebenden Verfahren abgeschlossen, wird der Patient in das bereitgestellte Bett mobilisiert und von der Pflege und dem Arzt auf Station gebracht.

Hier ermittelt die Pflege die ersten Werte wie Temperatur, Blutzucker und Pupillenreaktion, während der Internist Rücksprache mit der Radiologie und der Uniklinik Freiburg hält. Im Anschluss schaltet sich der Teleneurologe hinzu, um den Patient noch direkt zu untersuchen. Gemeinsam entscheiden nun Neurologe und Internist, ob eine Thrombolysetherapie in Frage kommt und wie die weitere Behandlung aussehen soll.

Wenn im Optimalfall eine Lyse erfolgen kann, wird vom Internisten die Menge von rtPA festgelegt und von der Pflege gerichtet.

So kann schnellst möglichst die Bolus Gabe vom Arzt erfolgen und anschließend die Infusion verabreicht werden. (alles 7.1: vgl. Schützhoff, G. Standard zum Behandlungspfad in der Aufnahme, 2016)

Auch zur Allgemeinen Akuttherapie hat das Kreiskrankenhaus Emmendingen in einem Standard festgelegt, wie die Monitorgrenzen eingestellt werden sollen oder bei Entgleisung von bestimmten Werten reagiert werden soll. (vgl. Kottlors, M., Schützhoff, M., Standard Allgemeine Akuttherapie, 2016)

# 8. Das problemzentrierte Interview

Dr. Andreas Witzel Er arbeitete als Wissenschaftler an der Universität Bremen und gilt als einer der Wegbereiter qualitativer Sozialforschung. (Schmidt-Gruner, M. Dr.,2013)

Er entwickelte in den 1980 Jahren ein Vorgehen zum Führen eines Interviews, das die Konzentration auf ein Problem oder eines Themas zum Ansatz hat. Somit orientiert es sich an zentralen Prinzipien qualitativer Forschung. Das problemzentrierte Interview orientiert sich an kommunikationswissenschaftlichen und gesprächs-psychologischen Überlegungen. (vgl. Mey, Prof. Dr. et al., 2000)

Ich nutze das problemzentrierte Interview bei meinen Patientengesprächen und versuchte nach dem Ablauf zu arbeiten. Mir gefiel es, dass es Prozessorientiert ist und somit flexibel in der Individualität der Patienten war. Ich wollte ein einheitliches Vorgehen bei den Interviews um eine Vergleichbarkeit herzustellen, was mir mit dem problemzentrierten Interview gelang.

Die Befragten haben mit dieser Methode die Möglichkeit frei zu erzählen und ihre Perspektive darzustellen. Sie können die Aussagen von sich selbst und des Gesprächsleiters klären oder korrigieren. Der Gesprächsleiter hat dabei die Aufgabe den Befragten zum wesentlichen Thema zurückzuführen, falls dieser davon abkommen sollte und auf Aussparungen oder Verzerrungen einzugehen. Witzel teilte das problemzentriete Interview in vier Teile auf.

## 8.1 Gesprächseröffnung

Zu Beginn steht die Einstiegsfrage. Sie kann auch als Erzählaufforderung formuliert werden. Zum Beispiel:" Sie haben nach der Aufnahme ein Medikament – die Thrombolysetherapie erhalten. Erzählen sie mal davon." Hierbei soll die inhaltliche Ausgestaltung dem Befragten überlassen werden. Dabei kann der Befragte das Gespräch mitentwickeln, ohne das ein engerer Fokus entsteht.

## 8.2 Allgemeine Sondierungen

Nun folgt die detailfördernde Nachfrage, die helfen soll den jeweiligen Problemkreis weiter herauszuarbeiten. Ziel ist es, auf fehlende Informationen die ausgespart oder verzerrt wurden näher einzugehen. Die Detaillierung darf unmittelbar eingefordert werden, was der Erinnerung an das Ereignis helfen soll. Das wesentliche Thema kann somit angezielt werden.

## 8.3 Spezifische Sondierungen

Das bisher Gesagte wird aufeinander bezogen. Erzähltes soll im Detail miteinander in Verbindung gesetzt werden.

*Zurückspiegelung*: Die Äußerungen werden vom interviewenden zusammengefasst, um diese dann bestätigen, ergänzen oder korrigieren zu lassen.

*Verständnisfragen*: Ausweichende oder Wiedersprechende Antworten werden aufgezeigt und deutlich gemacht.

*Konfrontation*: Ähnlich wie bei den Verständnisfragen wird der Befragte dazu aufgefordert, deutliche Erklärungen oder Begründungen die Sichtweise betreffend darzulegen. Hier können auch Alltagsselbstverständlichkeiten die meist nicht hinterfragt werden, thematisiert werden.

## 8.4 Ad-hoc-Fragen

Die Fragen werden vorab erarbeitet und dienen als Leitfaden. Sie werden zum Ende des Interviews gestellt um die Kommunikation nicht unnötig zu stören. Außerdem kann mit den Fragen eine Vergleichbarkeit der Interviews hergestellt werden. Da problemzentrierte Interview soll nicht als starres Vorgehen verstanden werden, sondern ist Prozessorientiert. Auch andere Frageformen können mit eingearbeitet werden. Je nach Forschungsfrage muss entschieden werden, ob die Fragen Erzählungen, Sachverhalte, Wünsche oder Zukunftsentwürfe etc. generieren sollen.

Die Technik ist eines der am häufigsten angewandten Interviewverfahren. Es weist ein strukturiertes Vorgehen auf und lässt dennoch eine Offenheit zu.

(alles ab 8.1: vgl. Mey, Prof. Dr. et al., 2000)

# 9. Die Interviews

Die Patienten die eine Thrombolysetherapie erhielten und auf Station zur weiteren Therapie und Diagnostik geblieben sind wurden interviewt. Ausnahmen dabei waren Patienten die zum Aufnahmezeitpunkt nicht orientiert waren oder unter einer Aphasie litten und so verbal in der Kommunikation eingeschränkt waren.

Am ersten Tag nach der Lyse vermied ich das Interview, damit die Patienten zur Ruhe kommen und ihre Gedanken ordnen konnten. Ab dem zweiten Tag nach der Thrombolysetherapie führte ich die Interviews durch. Bevor ich die Interviews durchführen konnte, musste ich mir eine Einwilligung von meinem Arbeitgeber einholen, um die Daten für meine Facharbeit nutzen zu können. Für die Patienten wiederum gestaltete ich eine Einverständniserklärung in der ich sie über die Weiterverarbeitung der Daten und dessen nutzen aufklärte.

Bei dem ersten befragten Patienten Herr M. führte ich das Interview am zweiten Tag durch und Herr M. hatte zwischen der Aufklärung zur Einverständnis und dem Interview keine Pause. Er schien etwas überrumpelt von der Situation und hielt seine Antworten eher kurz. Danach beschloss ich die schriftlich formulierten Fragen dem Patienten davor auszuhändigen und sie zu bitten, sich Gedanken zu machen und dann nach mehreren Stunden oder am nächsten Tag das Interview zu führen.

Ich empfand es als gut, dass das problemzentrierte Interview prozessorientiert ist. So konnte ich versuchen auf den Patienten als Individuum einzugehen um ein bestmöglichstes Ergebnis zu erlangen. Mir fiel es jedoch schwer im Gespräch die Emotionen bezüglich des Erlebens herauszuarbeiten, da die Patienten meist auf sachliche Inhalte zu sprechen kamen und auch auf gezielte Nachfrage die Gefühle und Gedanken nur kurz erwähnten. Es sind nicht alle Aussagen in dieser Facharbeit schriftlich wiedergegeben, da die Erzählungen die auf Abläufe und sachliche Inhalte bezogen waren keine Relevanz für meine Hinterfragung bezüglich des Erlebens hatten. Gerne hätte ich noch mehr Patienten befragt, doch dies war im zeitlichen Rahmen dieser Facharbeit leider nicht möglich.

## 9.1 Der Interviewleitfaden

Wie schon erwähnt nutzte ich offene Fragen, um ein breites Spektrum an Antwortmöglichkeiten zu erhalten. Meine Einstiegsfrage an die Befragten Patienten lautete:

*„Welche Gedanken und Gefühle hatten sie, als sie auf die Stroke Unit im Kreiskrankenhaus Emmendingen kamen und hörten, dass sie eine Lysetherapie erhalten sollen?"*

Außerdem stellte ich zusätzliche Fragen die für mich die Themen beinhalten, die zur Lysetherapie gehören. Das aktuellen Befinden, um zu analysieren wie sich der betroffene Patient nach der Therapie mir rtPA entwickelt hat. Die Betreuung durch die Pflege, um Störquellen aufzudecken und zu verbessern. Die Einschränkung Bettruhe und Nahrungskarenz um die Kenntnis zu erlangen, ob dies für die Patienten ein großes Problem war. Und das Thema Unterstützungsmöglichkeiten durch die Pflege, die sich die Patienten rund um die Behandlung gewünscht haben könnten.

Die Befragten Patienten waren zwischen 48 und 78 Jahre alt, drei Männer als auch eine Frau. Leider konnte ich im Zeitraum der Facharbeit nur 4 Patienten befragen und diese Interviews auswerten, um eine Vorstellung zu erhalten, was das Erleben einer Thrombolysetherapie für Betroffene bedeutet.

## 9.2 Die befragten Patienten

Die betroffenen Patienten litten als Symptomatik durch das Schlaganfallgeschehen meist an einer Hemiparese sowie einer Dysarthrie. Eine Hemiparese ist eine Halbseitenlähmung. Man unterscheidet zwischen einer vollständigen Lähmung einer Körperhälfte, die sogenannte Hemiplegie und einer unvollständigen Halbseitenlähmung, die als Hemiparese bezeichnet wird. Ob und inwieweit sich die Symptomatik bessert, hängt von Art und Ausmaß des Schlaganfalls ab und ist nicht voraussehbar. (vgl. Hemihelp, 2010)

Eine Dysarthrie ist eine beeinträchtigte Kontrolle und Ausführung der Sprechbewegung. Das Ergebnis ist meistens eine schlechtere Verständlichkeit. Dies kann durch die Symptomatik der Hemiparese geschehen, wenn die Sprechmuskulatur auf der einen Seite mitbetroffen ist und dadurch schlaff, steif oder unkoordiniert ist. (vgl. Sprachtherapie-intensiv, 2019)

*Herr M.*, 48 Jahre alt
Keine Vorerkrankungen
Aufnahme: Hemiparese rechts vor allem Beinbetont und Dysarthrie
Symptombeginn bis Lyse 1,5 Stunden

*Frau S.,* 78 Jahre alt
Wichtige Vorerkrankungen: Spastik (= Versteifung) Arm rechts durch Schulterfraktur,
Schizophrenie, Diabetes Mellitus Typ 2
Aufnahme: Hemiparese links vor allem Armbetont und Dysarthrie
Symptombeginn bis Lyse: 3 Stunden

*Herr H.,* 78 Jahre alt
Wichtige Vorerkrankungen: Vorhofflimmern (= Herzrhythmusstörung)
Aufnahme: Hemiparese links, Dysarthrie
Symptombeginn bis Lyse: 3 Stunden

*Herr F.,* 72 Jahre alt
Wichtige Vorerkrankungen: Arterielle Hypertonie
Aufnahme: Kribbelparästhesien der Beine, Schwindel, Facialisparese links, Dysarthrie
Symptombeginn bis Lyse: 2 Stunden

## 9.3 Die Interviewauswertung

*Welche Gedanken und Gefühle hatten Sie, als Sie auf die Stroke Unit im Kreiskrankenhaus Emmendingen kamen und hörten, dass Sie eine Lysetherapie erhalten sollen?*

*Herr M*: „Man hofft natürlich, dass es was bringt und dass es einen Nutzen hat, aber Dies war ja dann nur kurzfristig und dann war es wieder schlechter. Ich weiß natürlich nicht wie es dann ohne Medikament gewesen wäre."

*Frau S*: „Es ging alles so schnell. Ich war aufgeregt und wusste nicht was passiert. Zuhause konnte ich noch essen und dann nicht mehr. Ich esse gerne. Aber jetzt geht's nicht."

*Herr H*: „Eigentlich war dies wie wenn sie halt beim Arzt sind. Wenn Sie in Behandlung sind denken Sie nicht, oh Die macht da was falsch, Sie denken, dass ist ein Fachmann. So wie ich meinen Beruf gehabt habe, hat er seinen Beruf. Somit mach ich mir gar keine Gedanken, wenn jetzt da jemand reinkommt und sagt ich bin der Dr. Sowieso und ich hätte jetzt gerne das und das. Dann sag ich halt, ja warum nicht."

*Herr F*: „Man muss halt vertrauen dem Personal schenken. Mehr kann man nicht. Und dass es eben hilft. Man ist halt halber geschockt - Im Schockzustand sozusagen."

**Wie geht es Ihnen jetzt nach der Lysetherapie?**

*Herr M Nach 1 Woche*: „So wie es jetzt ist könnte ich damit leben. Das Gehen ist schwer und mein Bein will immer noch nicht so richtig, aber ich merke jeden Tag wie es etwas besser wird. Ich nehme den Rollstuhl und einen Gehstock mit 4 Punkten und eine Reha soll ich auch noch bekommen."

*Frau S*: „Ich habe Angst das ich nichts mehr machen kann Zuhause. Aber heute habe ich schon selbst eine Banane essen können."

*Herr H*:" Ich merke jetzt gar nichts mehr. Ich habe halt Dialekt aber das darf ich ja. Aber auch beim Laufen merke ich gar nichts. Wie wenn nichts gewesen wäre."

*Herr F*: „Ich brauche mir im Moment keine Sorgen um die Familie zu machen, das ist alles geregelt. Ich habe keine Finanziellen Probleme. Und ich denke mir wenn der Schlusspunkt gekommen ist, dann kommt er halt. Die Familie sagt es wäre schön, wenn man noch ein paar Jahre leben könnte. Das ist halt schon etwas, dass man nicht alle Tage miterlebt. Aber ich bin froh das ich jetzt keine Beschwerden mehr habe"

**Wie haben Sie die Betreuung durch die Pflegenden vor, während und nach der Lysetherapie empfunden?**

*Herr M:* „Die Pflege war an für sich positiv. Ich bin gut beraten worden. Hektik war im Raum."

*Frau S:* „Ihr seid alle lieb."

*Herr H:* „Das Haus lebt von einem guten Ruf. Ich hatte Vertrauen in das Personal. Ich war schon mal hier und da war auch alles gut."

*Herr F:* „So wie ich mir das vorgestellt habe. War halt Neuland. Sowas macht man ja nicht alle Tage mit aber ich bin zufrieden."


**Wie erlebten Sie die Einschränkungen „Bettruhe" und „Nahrungskarenz"?**

*Herr M:* „Die Bettruhe und Nahrungskarenz war kein Problem. Ich hatte auch kein Verlangen nach Essen und Trinken. Das war ok."

*Frau S:* „Das ich nichts zu essen bekommen habe fand ich schon schade. Ich hatte den ganzen Tag kaum was gegessen."

*Herr H:* „Das hat mir gar nichts ausgemacht. In meinem Beruf habe ich auch unregelmäßig gegessen."

*Herr F:* „Hat mich nicht gestört."


**Welche Unterstützung hätten Sie sich durch die Pflegenden vor, während und nach der Lysetherapie gewünscht?**

*Herr M:* „Das hat schon alles so gepasst wie es war."

*Frau S:* „Ich wusste nicht wo meine Familie ist und ob sie wissen wo ich bin."

*Herr H:* „Ich bin zufrieden."

*Herr F:* „Das war dem Zustand entsprechend alles zufriedenstellend. Wenn ich jetzt weiß woran das mit dem Schlaganfall liegt, dann kann ich mich auch dementsprechend verhalten und meinen Lebensstil ändern."

Die Patienten sprachen von Hoffnung und dass sie aufgeregt waren. Einer beschrieb es sogar als Schockzustand. Trotzdem schienen sie sich gut aufgehoben zu fühlen. Bei zwei betroffenen gingen unter der Lysetherapie alle Symptome weg. Frau S. verbesserte sich deutlich und Herr M. verbesserte sich unter der Gabe von rtPA, wurde jedoch danach wieder schlechter. Trotzdem konnte er sich im Verlauf mit der Hilfe der Therapeuten erneut verbessern. Mit der Betreuung der Pflege schienen alle zufrieden zu sein und keiner hatte Wünsche zu Unterstützungsmöglichkeiten geäußert. Auch die Einschränkungen durch die Therapie schienen nur eine von vier Patienten gestört zu haben.

## 10.   Erkenntnis

Durch meine Facharbeit habe ich den Eindruck gewonnen, dass die vier Patienten in dem Moment der Akutsituation mit der Thrombolysetherapie gut zurechtkommen sind, da ihre Gedanken bei der Symptomatik des Schlaganfalls sind und welche Einschränkungen sie dadurch haben. Sie lassen das Geschehen um sie herum passieren und ein Medikament ist in diesem Moment eher eine Hoffnung als eine mögliche Gefahr.

Sie kennen die Nebenwirkungen und Komplikationen nicht, die dadurch entstehen können, also sind diese in diesem Moment auch nicht präsent. Das Krankenhauspersonal kennt die Nebenwirkungen und Komplikationen hingegen und bringt durch den Zeitdruck der gewünschten Door-to-Needle-Zeit Unruhe in die Situation. Der Patient weiß jedoch nichts von Zeitdruck oder das er für die Therapie mit rtPA in Frage kommt und bezieht das Geschehen nur auf den Schlaganfall an sich.

Auch die Bettruhe und Nahrungskarenz schien kein großes Problem für die Patienten darzustellen. Ich denke das Trinkverbot zu Beginn ist unangenehm, jedoch in einem zeitlich begrenzten Rahmen von 8 Stunden gut möglich.

Zu Beginn meiner Facharbeit hätte ich angenommen, dass die betroffenen Patienten mehr Ängste in Bezug auf die Thrombolysetherapie haben. Ich war überrascht das die Angst in Bezug auf die Lyse von keiner der Patienten benannt wurde. Somit gibt es auch weniger Unterstützungsmöglichkeit der Pflege in der Akutsituation als angenommen. Mich persönlich entlastet es emotional bei der Durchführung der Behandlung, wenn ich weiß, dass die Angst kein zentrales Thema für den Betroffenen spielt. So kann ich mich besser auf die Durchführung der Therapie sowie andere Prioritäten konzentrieren. Die befragten Patienten scheinen nicht weiter an die Therapieform mit rtPA zu denken. Ihre Gedanken lagen meiner Ansicht nach vielmehr bei der Zukunft nach dem Schlaganfall und wie es weitergeht. Sie hofften auf Hilfe und es ist ihnen nicht wichtig, in welcher Form die Hilfe angeboten wird.

Aus den Aussagen der vier Patienten lässt sich keine allgemeingültige Ableitung für viele oder gar alle Patienten herstellen aber die gewonnenen Erkenntnisse können einen Hinweis darauf geben, wie Patienten die Therapie erleben könnten. Jeder Mensch ist in seiner Persönlichkeit und seinen Erfahrungen verschieden und verarbeitet Erlebtes mit anderen Gedanken und Gefühlen.

## 10.1 Unterstützungsmöglichkeiten durch die Pflege

Da ich davon ausgehe, dass in der Akutsituation die Thrombolysetherapie nicht als Gefahr, sondern eher als Hoffnung betrachtet wird, benötigt der Patient bezüglich der Therapieform mit rtPA in erster Linie informative Unterstützung bezüglich des Schlaganfallgeschehens. Die Pflege ist in diesem Moment ein wichtiger Ansprechpartner bezüglich des Akutereignisses, da die Patienten aufgrund ihrer Symptomatik Sorgen und Fragen haben. Wir können den Betroffenen durch Gespräche helfen, einen Lösungsweg zu erarbeiten.

Leider kann nicht allen Patienten effektiv mit der Thrombolysetherapie geholfen werden. In dem Moment der Akuttherapie ist jedoch noch nicht absehbar, wie der Patient und seine Symptomatik sich entwickeln.

Ich denke es ist wichtig, dass man auch den Patienten, die optimalerweise nach der Behandlung wieder symptomfrei sind, verständlich macht, dass weitere Diagnostik wichtig ist. Eine Ursache für das Geschehen soll gefunden werden um einen weiteren Schlaganfall vorzubeugen.

Auch den Patienten, bei denen die Thrombolysetherapie nicht den gewünschten Effekt erzielte, bleibt unklar, wie sie sich ohne rtPA entwickelt hätten. Die Patienten brauchen Hoffnung, um eine Mitarbeit und das beste Endergebnis gemeinsam mit der Pflege, den Ärzten und auch den Angehörigen zu erzielen. Angehörige können eine wichtige Ressource sein und sollten auf dem weiteren Weg mit einbezogen werden.

Wichtig ist weiterhin die Aufklärung der Allgemeinheit über das Zentfenster bei einem Schlaganfall, um in Zukunft mehr Betroffenen besser helfen zu können. Ich führte im Anschluss an die Interviews mit den Patienten noch ein Gespräch zum Inhalt, was genau ein Schlaganfall ist und warum ein Zeitfenster wichtig ist. Ich bestätigte ihnen, dass es die richtige Entscheidung war, so schnell zu uns zu kommen und dass sie dies auch an Freunde und Bekannte weitertragen sollten.

*„Das ist wie mit den Heizungen, wenn man einen Tag wartet ist da auch alles kaputt. So ist das mit dem Menschen auch." (Herr H, Sanitär- und Heizungsmeister)*

Ich bin der Überzeugung, dass das Team der Schlaganfalleinheit im Kreiskrankenhaus Emmendingen täglich sein Bestes gibt und dies weiterhin tun wird, um eine gute Versorgung der Schlaganfallpatienten zu gewährleisten.

Ich hoffe, dass meine Facharbeit die Kollegen dabei unterstützt und Fragen zum Thema der Thrombolysetherapie beantworten kann.

# 11.    Fazit

Ich habe diese Facharbeit gemacht, um die Thrombolysetherapie in der Schlaganfallbehandlung und das Erleben der Schlaganfallpatienten zu analysieren. Zusammenfassend kann ich sagen, dass sich das Thema als umfangreicher gestaltet hat, als erwartet und einen großen Zeitaufwand mit sich brachte. Die Vorbereitung und die Überlegungen zu den Interviews so zu gestalten, dass ich möglichst gute Ergebnisse und umfangreiche Antworten erhalten sollte, fiel mir nicht leicht. Die Fragen sollten gut verständlich sein und nur die wichtigsten Themen beinhalten. Ich hatte mir mehr deutliche Stichwörter zu den Gefühlen und Emotionen der Patienten gewünscht. Diese waren in den Interviews jedoch begrenzt.

Dadurch, dass das Kreiskrankenhaus Emmendingen eine kleine Schlaganfalleinheit hat, war mir bewusst, dass ich nicht viele Patienten im vorgegebenen Zeitrahmen zum Thema der Thrombolysetherapie befragen kann. Somit war ich mit der Zahl von vier Patienten in diesem Rahmen zufrieden. Ich bin mir sicher, dass in einem größeren zeitlichen Rahmen die Quantität der Befragungen zugenommen hätte und mir deutlich mehr und eindeutigere Ergebnisse geliefert hätte.

Ich denke eine gute Atmosphäre mit den Patienten zu schaffen ist mir im Allgemeinen gelungen. Allerdings wäre ein gesonderter Raum für die Gespräche von Vorteil gewesen um ein gewisses Sicherheits- und Intimitätsgefühl zu schaffen.

Bisher hatte ich noch keine Erfahrungen mit Interviews zur Auswertung. Dabei war mir das problemzentrierte Interview nach Witzel eine Hilfe. Die Allgemeinen Sondierungen fielen mir noch etwas schwer und einzelne Dinge hätte ich mehr hinterfragen können. Die Patienten sind in ihren Erzählungen oft auf der sachlichen Ebene geblieben. Mir fiel es in diesen Momenten schwer, sie von dieser Ebene auf die gewünschten ausgesprochenen Emotionen und Gefühle zu lenken.

Auf die Zukunft gesehen kann ich das Erleben der Schlaganfallpatienten mit einer Thrombolysetherapie besser einschätzen und die Prioritäten während der Akutsituation besser definieren.

# 12. Quellenangaben

## 12.1 Literarische Quellen

- Böhringer Ingelheim (2018), Gebrauchsinformationen: Informationen für Anwender, 4. Welche Nebenwirkungen sind möglich? Actilyse® Beipackzettel
- Isermann,H und Bonse,M, Neurologie und neurologische Pflege, Kohlhammer Verlag, 7 Auflage, 2001, Der Schlaganfall, Seite119 – 150

## 11. 2 Online Quellen

- Arznei-telegramm (2001), Behandlung des ischämischen Schlaganfalls Online Quelle: https://www.arznei-telegramm.de/html/2001_02/0102018_01.html (Abruf: 07.01.2019)
- Arznei-telegramm(2000) Nebenwirkungen, Anaphylaktiode Reaktionen unter Alteplase (Actilyse) Online Quelle: https://www.arznei-telegramm.de/html/2000_06/0006056_02.html (Abruf: 12.01.2019)
- Deutsche Gesellschaft für Neurologie = DGN (2015) Online Quelle: https://www.dgn.org/presse/pressemitteilungen/2991-metaanalyse-zur-schlaganfallbehandlung-4-5-stunden-zeitfenster-fuer-lysetherapie-bestaetigt (Abruf: 11.12.2018)
- Günther Mey Prof. Dr., et al., (2000) studi-lektor.de, Das problemzentrierte Interview, Online Quelle: https://studi-lektor.de/tipps/qualitative-forschung/problemzentriertes-interview.html#programmatik (Abruf: 07.01.2019)
- Hemihelp (2010) Was ist Hemiparese?, Online Quelle: http://www.hemihelp.de/verein/hemiparese.php (Abruf: 30.01.2019)
- Hesse,J. , Schrader,H.C, Hesse / Schrader, Die wichtigsten Fragetechniken, Online Quelle: https://www.berufsstrategie.de/bewerbung-karriere-soft-skills/rhetorik-fragetechnik.php (Abruf: 06.12.2018)
- Krankenhaus-emmendingen (2016) Fachabteilungen, Schlaganfalleinheit, Online Quelle: https://www.krankenhaus-emmendingen.de/start/fachabteilungen/innere-medizin/schlaganfalleinheit/ (Abruf: 13.02.2019)
- Melzer, M. Dr, (2017), TIA: Den mini-Schlaganfall erkennen, Online Quelle: https://www.apotheken-umschau.de/Schlaganfall/TIA-Den-Mini-Schlaganfall-erkennen-342353.html (Abruf: 16.01.2019)
- Mentrup, Stefanie, et al., (2010), Das Erleben von Patienten mit akutem Herzinfarkt während der Notfallbehandlung, Online Quelle: https://econtent.hogrefe.com/doi/abs/10.1024/1012-5302/a000232?journalCode=pfl (Abruf 01.12.2018)

- Museum Biberach (2011), Online Quelle: https://www.ein-medikament.de/ausstellung-in-biberach/thomae-geschichten/ Abruf ( 10.12.2018)

- Nonnenmacher, Dr. med, (2018), Fibrin, Online Quelle: https://medlexi.de/Fibrin (Abruf 10.12.2018)

- Ringleb, P.A, et al., (2016) Deutsche Schlaganfall Gesellschaft = DSG, Akuttherapie des ischämischen Schlaganfalls – Ergänzung 2015, Rekanalisierende Therapie, Online Quelle: https://www.dsg-info.de/images/stories/DSG/PDF/Leitlinien/030140_LL_akuter-ischaemischer-schlaganfall_final.pdf (Abruf 06.12.2018)

- Röther Prof. Dr, et al., (2016) ,Deutsche Gesellschaft für Neurologie=DGN, Deutlich mehr Lysetherapien in Kliniken mit Schlaganfallspezialstation, Online Quelle: https://www.dgn.org/presse/pressemitteilungen/51-pressemitteilung-2016/3245-deutlich-mehr-lysetherapien-in-kliniken-mit-schlaganfall-spezialstation (Abruf 06.12.2018)

- Schlaganfall Hilfe, Wir fassen zusammen - Was ist ein Schlaganfall? Online Quelle: https://www.schlaganfall-hilfe.de/de/verstehen-vermeiden/was-ist-ein-schlaganfall/ (Abruf 06.12.2018)

- Schmidt-Grunert,M. Dr. (2013), Andreas Witze, Herwig Reiter: The Problem-centred Interview, socialnet.de Online Quelle: https://www.socialnet.de/rezensionen/14940.php (Abruf: 13.02.2019)

- Sprachtherapie-intensiv (2019) Sprechstörung/ Dysarthrie Online Quelle: https://www.sprachtherapie-intensiv.de/meine-patienten/dysarthrie-2/ (Abruf: 30.01.2019)

- Veltkamp,R Prof Dr. et al., (2012), Deutsche Schlaganfallgesellschaft = DSG, Akuttherapie des ischämischen Schlaganfalls, Online Quelle: https://www.dsg-info.de/images/stories/DSG/PDF/Leitlinien/LL_22_2012_akuttherapie_des_ischaemischen_schlaganfalls.pdf (Abruf: 10.12.2018)

**Abbildungen:**

- Titelbild: Abb 1: Paul Finger (2010) Kopfschmerz durch Thrombose im Gehirn, Ärztezeitung , Online Quelle: https://www.aerztezeitung.de/medizin/krankheiten/schmerz/kopfschmerzen/article/605385/kopfschmerz-durch-thrombose-gehirn.html (Abruf: 27.01.2019)

## 12.3 Interne Quellen Kreiskrankenhaus Emmendingen

Kottlors, M. OA Dr., und Schützhoff, G. OA D., (2016), Standard Schlaganfall, Akuttherapie, Basistherapie unter Monitoring (mind. 24 Stunden, bei Bedarf länger), Kreiskrankenhaus Emmendingen, dok. 5 Seite 1, 2, 3

Schillinger, D (2018) Fallübersicht, Kreiskrankenhaus Emmendingen

Schützhoff, G. OA Dr., at all (2016) Standard Schlaganfall, Behandlungspfad in der Aufnahme, Kreiskrankenhaus Emmendingen, dok. 7 VA

Schützhoff, G.OA Dr., at all (2018) Standard Lysetherapie, Kreiskrankenhaus Emmendingen

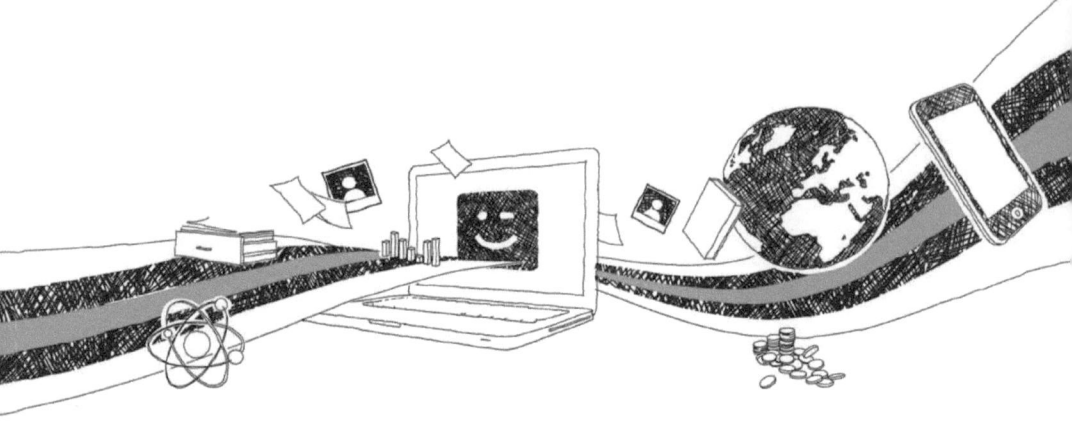
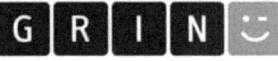